www.ingramcontent.com/pod-product-compliance
Lightning Source LLC
Chambersburg PA
CBHW021439210526
45463CB00002B/571